BEI GRIN MACHT SICH IHR
WISSEN BEZAHLT

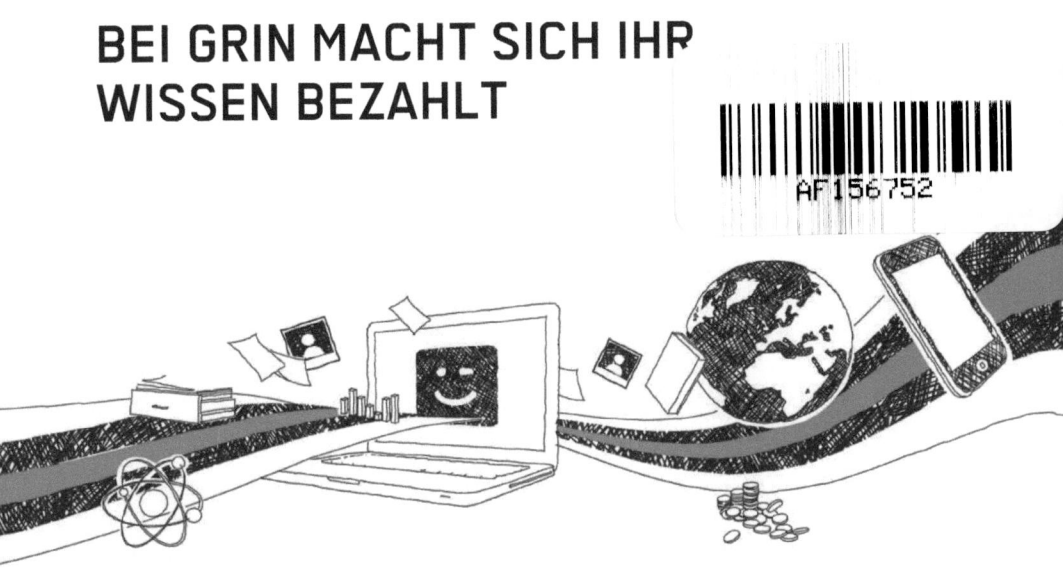

- Wir veröffentlichen Ihre Hausarbeit,
  Bachelor- und Masterarbeit

- Ihr eigenes eBook und Buch -
  weltweit in allen wichtigen Shops

- Verdienen Sie an jedem Verkauf

Jetzt bei www.GRIN.com hochladen
und kostenlos publizieren

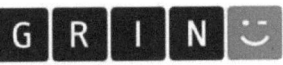

Gesundheitliche Folgen der zunehmend prekären Beschäftigungsverhältnisse in Deutschland

Daniela Kaminski

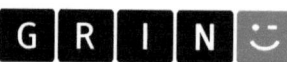

Bibliografische Information der Deutschen Nationalbibliothek:

Die Deutsche Nationalbibliothek verzeichnet diese Publikation in der Deutschen Nationalbibliografie; detaillierte bibliografische Daten sind im Internet über http://dnb.d-nb.de abrufbar.

ISBN: 9783346404183
Dieses Buch ist auch als E-Book erhältlich.

Druck und Bindung: Books on Demand GmbH, Norderstedt Germany
Gedruckt auf säurefreiem Papier aus verantwortungsvollen Quellen

Das vorliegende Werk wurde sorgfältig erarbeitet. Dennoch übernehmen Autoren und Verlag für die Richtigkeit von Angaben, Hinweisen, Links und Ratschlägen sowie eventuelle Druckfehler keine Haftung.

Das Buch bei GRIN: https://www.grin.com/document/1012031

Universität Bielefeld
Fakultät für Gesundheitswissenschaften

Studiengang: Public Health

Gesellschaft und Gesundheit Vertiefung

Sommersemester 2019

Gesundheitliche Folgen der zunehmend prekären Beschäftigungsverhältnisse in Deutschland am Beispiel des Gratifikationskrisenmodells von Siegrist

Daniela Kaminski

Datum der Einreichung: 02.09.2019

Inhaltsverzeichnis

1. Einleitung und Public Health Relevanz

Die Erwerbsarbeit nimmt in der heutigen Gesellschaft eine zentrale Rolle im Leben der Bevölkerung ein. Für viele Menschen ist es die Hauptquelle zur Sicherung des eigenen Lebensunterhalts (Kroll, Müters, Dragano, 2011). Trotz aktueller Wandlungsprozesse stellt Erwerbsarbeit somit noch immer einen gesellschaftlichen Integrationsmechanismus dar. Erwerbsarbeit bedeutet heute mehr als materielle Existenzsicherung. Vielmehr ist es ein Zeichen für soziale Sicherung, sozialen Status und Sinnhaftigkeit des Lebens. Diese Funktionen erfüllen jedoch immer weniger Beschäftigungsverhältnisse (Gefken, Stockem, Böhnke, 2015). Aktuell sind in Deutschland ca. 45,1 Millionen Menschen erwerbstätig, das ist eine Erwerbstätigenquote von 75,9 % (Statistisches Bundesamt, 2018b). Die Zahl der abhängig Beschäftigten, die keinem regulären Normalarbeitsverhältnis, sondern befristeten Beschäftigungen, Leiharbeit, geringfügigen Beschäftigungen oder Teilzeitarbeit nachgehen, nimmt stetig zu. Immer häufiger verbreiten sich daher Beschäftigungsformen, die nur ein geringes Maß an sozialer Sicherheit aufweisen und somit die soziale Teilhabe und die Zukunftsgestaltung erschweren (Klenner, 2011).

Atypische Beschäftigungsverhältnisse sind heute jedoch keine Ausnahme mehr. Zwischen 1991 und 2017 stieg die Anzahl atypisch Beschäftigter von 4,4 auf 7,7 Millionen (Statistisches Bundesamt, 2017). Diese Entwicklung wäre weniger besorgniserregend, wenn sie nicht mit hohen Prekaritätsrisiken verbunden wäre. Geringe Löhne, ein schlechter Zugang zu Weiterbildungen, Beschäftigungsinstabilität und hohe Arbeitsbelastungen gehören zum Alltag atypisch Beschäftigter (Seifert & Keller, 2011). Als problematisch ist zudem die Entwicklung zu sehen, dass Normalarbeitsverhältnisse immer mehr verdrängt oder aufgelöst werden und insgesamt schlechtere Arbeitsbedingungen zunehmen. Atypische Beschäftigungen fördern zunehmend das Problem der Armut, wiederkehrender Arbeitslosigkeit und wachsenden Gesundheitsproblemen, anstatt Brücken in die reguläre Beschäftigung zu bauen (Eichhorst, Marx, Thode, 2010). Prekarität wird immer häufiger als eine Art Machtgefälle bezeichnet, da sich die zunehmende Unsicherheit disziplinierend auf die Beschäftigten auswirkt (Klenner, 2011). Das Normalarbeitsverhältnis stellt heute den abnehmenden Regelfall dar, atypische Beschäftigungen hingegen den zunehmenden Ausnahmefall (Seifert & Keller, 2011). Die aktuellen Wandlungsprozesse der Arbeitswelt führen daher immer öfter zu einer Verschiebung des Belastungsspektrums und steigern die physischen und psychomentalen Beanspruchungen (Siegrist & Dragano, 2008).

In dieser Arbeit soll daher auf die Ausmaße und die Entwicklung prekärer Beschäftigungsverhältnisse mit Hilfe der Fragestellung „Welche gesundheitlichen Folgen entstehen durch die zunehmenden prekären Beschäftigungsverhältnisse in Deutschland?" eingegangen werden. Dabei werden die drei besonders umstrittenen Beschäftigungsverhältnisse, die befristete Beschäftigung, die Leih- und Zeitarbeit und die geringfügige Beschäftigung sowie die weit verbreitete Form der Teilzeitbeschäftigung, näher betrachtet und die Folgen prekärer Beschäftigung für die Gesundheit erläutert. Dazu werden nun zunächst die Formen atypischer Beschäftigung erläutert, um anschließend den „typisch" atypisch Beschäftigten zu betrachten und die Verbreitung und Entwicklung dieser Beschäftigungsverhältnisse aufzuführen. Im anschließenden Kapitel wird das Gratifikationskrisenmodell von Siegrist genutzt, um die Belastungen von Prekarität näher zu betrachten und anschließend in den Themenblock Prekarität und die daraus entstehenden Risiken einzuleiten. Abschließend erfolgt ein Fazit mit Handlungsempfehlungen. Zur besseren Lesbarkeit wird in dieser Arbeit auf geschlechtsspezifische Formulierungen verzichtet. Sämtliche personenbezogenen Bezeichnungen sind geschlechtsneutral zu verstehen.

2. Atypische Beschäftigungsformen

Als atypische Beschäftigungsverhältnisse gelten Beschäftigungen, die nicht den Standards eines Normalarbeitsverhältnisses entsprechen. Ein Normalarbeitsverhältnis zeichnet sich aus durch eine Vollzeitbeschäftigung, eine unbefristete Tätigkeit, eine abhängige Beschäftigung, die Integration in das soziale Sicherungssystem, einen Arbeitsvertrag und die direkte Anstellung in einem Unternehmen. Weicht eine Tätigkeit im Kern von diesen am Arbeitsmarkt üblichen Standards ab, handelt es sich um eine atypische Beschäftigung (Hünefeld, 2016). Zu den atypischen Beschäftigungs- verhältnissen können daher zeitlich befristete Beschäftigungsverhältnisse ohne Kündigungsschutz, Teilzeitbeschäftigungen, Arbeiten ohne allgemein üblichen Sozialversicherungsschutz wie z.B. Minijobs oder Beschäftigungen mit einem geringen Monats- oder Stundenlohn gezählt werden (Eichhorst, Marx, Thode, 2010). Zusätzlich hat in den letzten Jahren die neue Erwerbsform der Mehrfachbeschäftigung zugenommen. Diese Beschäftigten haben neben dem Normalarbeitsverhältnis mindestens eine weitere Beschäftigung, die häufig atypisch ist oder sie führen mehrere atypische Beschäftigungen aus. Damit gehören auch Multijobber häufig zu den atypisch Beschäftigten (Hünefeld, 2016). Unter den Begriff atypischer Beschäftigung fallen eine Vielzahl von Beschäftigungsformen. Zu den Kernformen atypischer Beschäftigungsverhältnisse gehören jedoch die geringfügige Beschäftigung, Leih- und Zeitarbeit, befristete Beschäftigungen sowie Teilzeitarbeit (Keller & Seifert, 2013) welche nun weiter erläutert werden.

Geringfügige Beschäftigung

Zu den geringfügigen Beschäftigungen gehören geringfügig entlohnte oder kurzfristige Beschäftigungen (Minijobs), die regelmäßig nicht mehr als 450 Euro im Monat erbringen (Hans Böckler Stiftung, 2016). Das Arbeitsverhältnis ist steuerfrei und die Beschäftigten zahlen keine Beiträge zu den sozialen Sicherungssystemen, haben jedoch auch keinen Anspruch auf Leistungen aus den Sozialversicherungen (Hense, 2018)

Leih- und Zeitarbeit

Leih- und Zeitarbeit zeichnet sich dadurch aus, dass sie auf einer Dreiecksbeziehung zwischen Leiharbeitsfirma, Leiharbeiter und dem entleihenden Unternehmen beruht. Leiharbeit liegt dann vor, wenn Arbeitnehmer von einem Arbeitgeber einem Dritten gegen Entgelt für begrenzte Zeit überlassen werden (Bundeszentrale für politische Bildung, 2013). Merkmale der Leiharbeit sind in der Regel ein eingeschränktes Mitbestimmungsrecht, Niedriglöhne und eine starke Kopplung des Arbeitseinsatzes an den Marktbedingungen (Hense, 2018).

Befristete Beschäftigung

Eine befristete Beschäftigung ist ein Arbeitsverhältnis, das für eine bestimmte, begrenzte Zeit geschlossen wurde. Anders als bei den anderen atypischen Beschäftigungsverhältnissen steht nicht das Einkommensrisiko im Vordergrund sondern eine reduzierte Absicherung (Keller & Seifert, 2013). Vor allem jüngere Erwerbstätige bzw. Personen unter 25 Jahren erhalten häufig befristete Arbeitsverträge (Hense, 2018).

Teilzeitarbeit

Als Teilzeitarbeit gilt eine Beschäftigung, die einen Arbeitnehmer vereinbarungsgemäß nicht voll, sondern zu einer tariflich festgesetzten Arbeitszeit in Anspruch nimmt (Hans Böckler Stiftung, 2016). Die festgesetzte Wochenarbeitszeit kann dabei unterschiedlich ausfallen. Teilzeitarbeit zählt dann zu den atypischen Beschäftigungen, wenn sie unter 20 Stunden pro Woche liegt. Teilzeitarbeit zählt zu den häufigsten atypischen Beschäftigungen (Keller & Seifert, 2013).

Anders als im Falle der Teilzeitbeschäftigung oder der geringfügigen Beschäftigung ist davon auszugehen, dass die befristete Beschäftigung und die Leiharbeit zu großen Teilen unfreiwillig eingegangen werden (Böhnke, Zeh, Link, 2015) Als Synonym für atypische Beschäftigung werden häufig die Begriffe „prekäre Beschäftigung" oder „flexible Beschäftigungsverhältnisse" verwendet. Bei dem Begriff „prekär" muss allerdings berücksichtigt werden, dass es sich um einen wertenden Begriff handelt, der sich neben den Vertragsverhältnissen auf weitere Aspekte wie Lohn, Weiterbildungsmaßnahmen und Arbeitsbedingungen bezieht. Nicht jedes atypische Beschäftigungsverhältnis kann als prekär bezeichnet werden (Hünefeld, 2016). Auf das Thema Prekarität wird daher in Kapitel 4 genauer eingegangen. Atypische Beschäftigung kann dazu dienen, Arbeitslosigkeit zu beenden oder Familie und Beruf zu vereinbaren. Gleichzeitig kann sie jedoch für Instabilität und Ausgrenzung stehen, wenn sie keine langfristige Perspektive bietet (Böhnke et al., 2015). Im nachfolgenden Kapitel wird nun auf die Charakteristika atypisch Beschäftigter eingegangen.

2.1. Der „typisch" atypisch Beschäftigte

Werden die Unterschiede in der Geschlechterverteilung betrachtet, so zeigt sich, dass atypische Beschäftigungsverhältnisse in allen drei Erwerbsphasen zu einem großen Teil von Frauen besetzt werden. In der Haupt- und Enderwerbsphase ist dies mit einem Frauenanteil von 95,9 bzw. 93,7 % nahezu ausschließlich der Fall (Böhnke et al., 2015). Die Gründe dafür sind vielfältig und reichen von klassischen Rollenmustern über unzureichenden Betreuungsmöglichkeiten für Kinder bis hin zu Steuervergünstigungen (Keller, 2018). Es gibt jedoch auch männerdominierte Formen wie die befristete Vollzeitbeschäftigung und die Zeitarbeit (Hans Böckler Stiftung, 2016). Ebenfalls häufig von atypischer Beschäftigung betroffen sind Berufsanfänger, junge Erwerbstätige (Schubert, 2015), Migranten, Alleinerziehende und gering Qualifizierte (Brinkmann, 2006). Zusätzlich unterscheidet sich auch die Altersstruktur der Beschäftigten. Während befristet Vollzeitbeschäftigte und befristet Teilzeitbeschäftigte mit im Durschnitt 35 Jahren die jüngeren Beschäftigten darstellen, sind unbefristet Teilzeitbeschäftigte mit durchschnittlich 45 Jahre die älteste Gruppe. Des Weiteren sind atypische Beschäftigungen vergleichsweise häufig an ein geringes Bildungsniveau gekoppelt. Dabei ist das Bildungsniveau bei befristeten Voll- und Teilzeitbeschäftigungen tendenziell höher gegenüber den geringfügig Beschäftigten und den Zeitarbeitenden (Hans Böckler Stiftung, 2016). Das differenzierte Bildungsniveau und der unterschiedliche Stundenumfang führen dazu, dass das Einkommen zwischen den

Beschäftigungsformen stark variiert. Befristete Vollzeitbeschäftigte verdienen generell am meisten gefolgt von den Zeitarbeitenden. Daraus ergibt sich, dass befristet Vollzeitbeschäftigte häufig hochqualifizierte Tätigkeiten ausüben, während geringfügig Beschäftigte und Zeitarbeitende auffällig häufig der Gruppe der un- oder angelernten Arbeiter zugeordnet werden. Während sich atypische Beschäftigungen in einigen Branchen eher als Randbelegschaften darstellen, gelten sie in anderen Branchen als normal oder als Kernbelegschaft wie z.b. im Bereich des Handels oder der Gastronomie (Hans Böckler Stiftung, 2016). Insgesamt lebt die Mehrheit der atypisch Beschäftigten in einer Partnerschaft. Personen ohne Partner finden sich jedoch häufig bei den befristeten Vollzeitbeschäftigten während geringfügig Beschäftigte und Teilzeitbeschäftigte häufig verheiratet sind (Hans Böckler Stiftung, 2016). Nachfolgend wird nun die Verbreitung atypischer Beschäftigungsverhältnisse aufgeführt.

2.2. Verbreitung atypischer Beschäftigungsverhältnisse

Die Gemeinsamkeit aller atypischer Beschäftigungen ist, dass sie seit den 1980er und 1990er Jahren deutlich angestiegen ist (Keller & Seifert, 2013). In Deutschland gab es 2002 ca. 6 Millionen atypisch Beschäftigte, 2017 waren es bereits ca. 7,7 Millionen (Statistisches Bundesamt, 2017). 5,3 Millionen der atypisch Beschäftigten sind Frauen, 2,4 Millionen Männer. 1991 waren von 34 Millionen Erwerbstätigen 9 % der Männer und 23 % der Frauen atypisch beschäftigt, 2017 waren es von 37 Millionen Erwerbstätigen bereits 12 % der Männer und 31 % der Frauen (Statistisches Bundesamt, 2018a). Die Zahl der befristeten Beschäftigung stieg von 2000 bis 2017 von 2,3 Millionen auf 2,6 Millionen. Bei den Teilzeitbeschäftigten gab es zwischen 2000 bis 2017 eine Zunahme von 3,9 auf 4,8 Millionen Beschäftigte, das heißt eine Steigerung um 23 %. Die Anzahl der geringfügig Beschäftigten erhöhte sich von 1,7 auf 2,2 Millionen. Die Zeitarbeit wurde deutlich später erfasst und erhöhte sich zwischen 2010 und 2017 von 743.000 auf 932.000 Beschäftigte (Statistisches Bundesamt, 2018a).

Von ca. 37 Millionen Beschäftigten waren 2017 4,8 Millionen teilzeitbeschäftigt, 2,6 Millionen befristet beschäftigt, 2,2 Millionen geringfügig beschäftigt und 932.000 als Zeitarbeiter tätig. Bei den Frauen ist die Teilzeitbeschäftigung mit 4 Millionen Beschäftigten am häufigsten verbreitet, gefolgt von der geringfügigen Beschäftigung mit 1,6 Millionen. Die Teilzeitarbeit ist damit längst zum weiblichen Normalarbeitsverhältnis geworden, denn über 80 % der Teilzeitbeschäftigten sind Frauen. Männer arbeiten hingegen am häufigsten in befristeten Beschäftigungen (1,3 Millionen), gefolgt von der Teilzeitbeschäftigung mit 708.000 Beschäftigten. Frauen arbeiten viermal häufiger in

Teilzeitbeschäftigungen und dreimal häufiger in geringfügigen Beschäftigungen als Männer. Männer hingegen arbeiten doppelt so häufig als Leih- oder Zeitarbeiter wie Frauen (Statistisches Bundesamt, 2017).

Am häufigsten befristetet beschäftigt werden Personen zwischen 25 und 35 Jahren. Von insgesamt 1,7 Millionen atypisch Beschäftigten in dieser Altersgruppe entfallen 957.000 auf die befristete Beschäftigung. Das sind mehr als die Hälfte in dieser Altersgruppe. Ebenfalls auf diese Altersgruppe zutreffend ist die höchste Anzahl an Zeitarbeitern. Mit 266.000 ist der Anteil der Zeitarbeiter in der Altersgruppe der 25 bis 35-Jährigen am höchsten. Die höchste Anzahl Teilzeitarbeiter gibt es in der Altersgruppe von 45 bis 55 Jahren. Dort arbeiten 1,5 Millionen der 2,1 Millionen in Teilzeitarbeit. Eine geringfügige Beschäftigung tritt am häufigsten in der Altersgruppe der 55 bis 65-Jährigen auf. 688.000 der 1,6 Millionen sind geringfügig beschäftigt (Statistisches Bundesamt, 2017).

Ca. 6,3 Millionen der atypisch Beschäftigten sind deutsche Staatsangehörige, 691.000 kommen aus der EU und 704.000 aus anderen Ländern. Ca. 1,7 Millionen Menschen arbeiten in atypischen Beschäftigungen ohne Berufsabschluss, davon 1,1 Millionen als Teilzeitbeschäftigte. Am meist verbreitetsten sind atypische Beschäftigungen in den Branchen verarbeitendes Gewerbe/Abfallentsorgung/Bergbau mit 1,1 Millionen, im Handel mit 1,2 Millionen und im Gesundheits- und Sozialwesen mit 1,3 Millionen (Statistisches Bundesamt, 2017).

2.3. Entwicklung atypischer Beschäftigungsverhältnisse

Durch die Globalisierung und die dadurch erzeugten grenzüberschreitenden Märkte verstärkt sich die Arbeitsmigration und es entsteht eine verschärfte Konkurrenz um Lohnkosten. Die Produktion wird in Länder verlegt, die kostengünstiger produzieren und die Beschäftigten in Hochlohnländern müssen dies durch eine Intensivierung der Arbeit kompensieren. Vieles spricht dafür, dass der Rationalisierungsdruck im produzierenden Sektor wie auch im Dienstleistungsbereich in den vergangenen zwei Jahrzehnten zugenommen hat. Rationalisiert wird durch Restrukturierungen, das heißt Personalabbau, Zusammenschluss von Unternehmen oder Auslagerung bestimmter, nicht konkurrenzfähiger Unternehmensbereiche (Siegrist, 2015). Durch diese Entwicklungen greifen Befürchtungen von Arbeitsplatzunsicherheit um sich und zwar nicht nur in Randbelegschaften, sondern zunehmend auch in der Kernbelegschaft (Gallie, 2013). Diese Entwicklungen entstehen im Kontext gewandelter Beschäftigungsformen und Veränderungen in der Art und Weise wie Arbeit organisiert wird. Stichworte dieses Wandels sind erhöhte Flexibilität und Mobilität von

Beschäftigung, gekennzeichnet durch Befristung von Arbeitsverträgen und temporäre Arbeitslosigkeit (Siegrist, 2015). Das bis vor Jahren noch übliche Normalarbeitsverhältnis unterliegt einer zunehmenden strukturellen Veränderung oder Auflösung. Neue Arbeitsformen sind zunehmend befristete Arbeitsverhältnisse, Zeit- oder Leiharbeit mit variablen Einsatzzeiten und Einsatzbereichen und dementsprechend verkleinerte Kernbelegschaften. Neben Deregulierung oder Entsicherung sind diese neuen Arbeitsformen durch die Strukturmerkmale Flexibilisierung, Entgrenzung und Subjektivierung von Erwerbsarbeit charakterisiert (Schubert, 2015). Flexibilisierung steht dabei für die Veränderungen in der Arbeitswelt, die für den Umgang mit Ungewissheit, Nichtsicherheit und mangelnde Planbarkeit stehen. Als Entgrenzung bezeichnet man das rasant zunehmende Hineingreifen von Erwerbsarbeit in die Erholungszeit und das Privatleben und das Gefühl der ständigen Erreichbarkeit. Subjektivierung bedeutet hingegen die Bereitschaft, die eigenen beruflichen Kompetenzen zu erweitern und sich Neuerungen im Berufsleben anzueignen. Subjektivierung erfordert daher von den Arbeitnehmern, ihr gesamtes Potenzial einzubringen und selbständig mit den Auswirkungen neuartiger Anforderungen fertigzuwerden. Es ist eine aufreibende Form der Eigenverantwortlichkeit bei der es um Flexibilität, Selbstkompetenz und den strategischen Einsatz von Privat- und Familienzeit geht. Wer diese modernen Kompetenzen nicht besitzt, ist nicht nur erwerbsmäßig sondern auch gesundheitlich gefährdet (Schubert, 2015).

Die Niedriglohnbeschäftigung hat in Deutschland in den letzten Jahren deutlich zugenommen. Zusätzlich hat sich auch die Zeitarbeit als Randsegment im verarbeitenden Gewerbe etabliert und zwar nicht nur kurzfristig, sondern vermehrt als längerfristige Randbelegschaft der Industrie. Auch Minijobs als einzige Beschäftigung oder Nebentätigkeit sind wichtige Beschäftigungsformen in bestimmten Bereichen des Dienstleistungssektors in Deutschland geworden (Eichhorst et al., 2010). In der heutigen Arbeitswelt findet sich Flexibilisierung auf unterschiedlichsten Ebenen. Um sich den Bedürfnissen des Markts anzupassen, verfolgen Unternehmen Strategien der Entgrenzung von Arbeitszeiten und -formen sowie von Beschäftigungsverhältnissen. Normalarbeitsverhältnisse nehmen ab und es kommt zu einer Zunahme atypischer Beschäftigungsformen wie Teilzeitarbeit, befristete Beschäftigung, Leiharbeit und geringfügiger Beschäftigung (Badura, Ducki, Schröder, Klose, Meyer, 2018). Atypische Beschäftigungsformen erfüllen daher heute am Arbeitsmarkt verschiedene Funktionen. Sie können dazu dienen, Arbeitskosten zu senken und die Anpassungsfähigkeit des Arbeitseinsatzes zu erhöhen (Keller & Seifert, 2008). Unternehmen sind heute gezwungen, ihre Strukturen anzupassen und somit nimmt auch die Flexibilisierung der Arbeitsverhältnisse zu (Badura, Ducki, Schröder, Klose, Meyer, 2012). Neuste wissenschaftliche Erkenntnisse besagen, dass arbeitende Menschen ein erhöhtes Risiko für stressbedingte Erkrankungen haben, wenn sie für die erbrachte Leistung keine angemessene Anerkennung erhalten. Dabei geht es nicht allein um das Gehalt, sondern vor allem um die Wertschätzung der Arbeit, berufliche Weiterbildung und die Sicherheit des Arbeitsplatzes. Im Zuge der wirtschaftlichen Globalisierung haben Anerkennungskrisen daher deutlich zugenommen, wobei diese zwischen den verschiedenen Berufsgruppen stark variieren (Siegrist, 2015). Zur Verdeutlichung wird daher im nachfolgenden Kapitel das Gratifikationskrisenmodell von Johannes Siegrist, zur Erläuterung der bei atypischer Beschäftigung häufig auftretenden Krisen und ihrer Auswirkungen, herangezogen.

3. Das Gratifikationskrisenmodell nach Siegrist

Die zunehmende Flexibilisierung und Deregulierung der Beschäftigung lassen berufliche Gratifikationskrisen für atypisch Beschäftigte immer wahrscheinlicher werden (Honneth, 2011). Das Modell beruflicher Gratifikationskrisen scheint gerade in Bezug auf prekäre Beschäftigungen besonders geeignet zu sein, die Belastungskonstellation zu erfassen. Das Modell nach Johannes Siegrist geht von der sozialen Reziprozität der Tauschbeziehung zwischen Leistung und Belohnung aus. Das heißt eine erbrachte Arbeitsleistung sollte mit einer angemessenen Gratifikation in Form von Gehalt, beruflichem Aufstieg sowie Wertschätzung honoriert werden (Siegrist & Dragano, 2008). In dem Modell geht es dabei nicht hauptsächlich um ein hohes Einkommen, sondern viel mehr um die Sicherung des sozialen Status durch Arbeitsplatzsicherung oder Anerkennung (Siegrist, 2013). Sind Arbeitsverhältnisse jedoch durch hohe Verausgabung und schlechte Belohnung charakterisiert, werden starke, negative Emotionen ausgelöst, die im Verlauf zu langfristigen gesundheitlichen Schäden führen können.

Siegrist nennt drei Bedingungen, die zu einer Verletzung der Reziprozitätsnormen führen können. Dazu zählt die *Abhängigkeit,* die vor allem in Beschäftigungsverhältnissen bei ungelernten Arbeitern, bei älteren Beschäftigten oder Beschäftigten mit Zeitverträgen herrscht. Für den Arbeitgeber besteht der Anreiz, die Belohnung gering zu halten, da die Beschäftigten kaum eine Möglichkeit haben, ihre Arbeitsverträge als unfair zurückzuweisen. Die zweite Bedingung, die zu asymmetrischen Tauschverhältnissen führt ist die *strategische Entscheidung.* Dabei akzeptieren Beschäftigte

Arbeitsbedingungen, die durch hohe Verausgabung und niedrige Löhne gekennzeichnet sind für eine bestimmte Zeit. Sie erhoffen sich anschließend berufliche Aufstiegschancen und eine bessere Belohnung (Siegrist, 2008). Diese Strategie ist besonders risikoreich, da die lange vorherrschende Verausgabung nicht immer in der gewünschten Belohnung endet. Dies kann dramatische Folgen für die Gesundheit und das Wohlbefinden haben (Siegrist, 1984). Die letzte Bedingung beruflicher Gratifikationskrisen ist die *berufliche Verausgabungsneigung*. Bestimmte Personen neigen dazu, sich mehr zu verausgaben als die Situation erfordert, da sie ein starkes Bedürfnis nach Anerkennung und Wertschätzung haben. Diese Verausgabungsneigung wird auch dann aufrechterhalten, wenn die Belohnung ausbleibt. Anforderungen werden unterschätzt und die eigenen Bewältigungsmöglichkeiten überschätzt. Die Gefahr der Überforderung und des ausgeprägten Erschöpfungszustandes ist hier besonders hoch. Personen die eine oder mehrere dieser drei Bedingungen erfüllen, unterliegen einem erhöhten Risiko vom Ausbruch stressassoziierter Erkrankungen oder Herz-Kreislauf-Erkrankungen betroffen zu sein (Siegrist, 2008). Ergebnisse aus sechs prospektiven epidemiologischen Studien mit 30.000 befragten Beschäftigten ergaben, dass es zu einer Risikoverdopplung der Entwicklung einer depressiven Störung bei entsprechender beruflicher Belastung gegenüber Nichtbelasteten kommt (Siegrist, 2011). Der Erwerb und Erhalt der Berufsrolle sind wichtige Voraussetzungen für die Selbstwertschätzung und die Selbstwirksamkeit im Erwachsenenalter. Der Verlust der Berufsrolle oder die Bedrohung des beruflichen Gleichgewichts verletzen wichtige Voraussetzungen der Reziprozität des sozialen Austauschs, was weitreichende Folgen haben kann (Siegrist, 2015). Im nun folgenden Kapitel wird die Prekarität atypischer Beschäftigungsverhältnisse, die berufliche Gratifikationskrisen begünstigt, näher erläutert.

4. Definition von Prekarität

Die Begriffe atypische und prekäre Beschäftigung werden häufig als synonym verwendet. Atypisch bedeutet jedoch nicht zwingend auch prekär. Umgekehrt schützt ein Normalarbeitsverhältnis nicht vor Prekarität. Zahlreiche empirische Studien belegen jedoch, dass das Risiko für eine Prekarität bei atypischen Beschäftigten deutlich höher ist als bei einem Normalarbeitsverhältnis (Seifert & Keller, 2011). Als prekär wird eine Beschäftigung dann bezeichnet, wenn das Einkommen deutlich unter dem Durchschnitt liegt, das heißt unter ein existenzsicherndes Minimum fällt, keine zuverlässige Zukunftsplanung möglich ist, Arbeitnehmerschutzrechte reduziert sind und das soziale Integrationsniveau sinkt (Brinkmann, 2006). Prekarität lässt sich in zwei verschiedene

Dimensionen unterteilen. Zur Dimension der Erwerbsprekarität gehört die *Einkommensprekarität,* die sich wie zuvor bereits erwähnt, dadurch äußert, dass das Einkommen unter die Niedriglohnschwelle fällt. Als zweites besteht eine *Beschäftigungsprekarität,* wenn sich ein Beschäftigungsverhältnis durch verringerten Bestandsschutz und befristete Verträge auszeichnet. Des Weiteren gibt es eine *sozialrechtliche Prekarität,* die zu eingeschränkten sozialrechtlichen Ansprüchen führt. Dies kommt vor allem bei Minijobs oder Praktika vor. Zuletzt gehört zu dieser Dimension die *Prekarität der Beschäftigungsunfähigkeit,* die mit einer reduzierten Möglichkeit des Beschäftigungserhalts einhergeht. Die zweite Dimension ist die Prekarität der Arbeit. Dazu zählt die *arbeitsinhaltliche Prekarität.* Demnach ist Erwerbsarbeit dann prekär, wenn ein dauerhafter Sinnverlust besteht und das Gefühl von Belanglosigkeit auftritt. Bei der *Prekarität der sozialen Anerkennung* geht es hingegen um die mangelnde oder fehlende Wertschätzung der Leistung. Missachtung, mangelndes Feedback und Mobbing können auftreten. Zuletzt geht es um die *Prekarität der Soziabilität* bei der es zu mangelnder sozialer Einbindung durch Zugangsbarrieren kommt (Hense, 2018). Wird ein atypisches Beschäftigungsverhältnis als prekär eingestuft, hängt der Präkaritätsgrad von der Dauer ab, mit der die Beschäftigung unter den gegebenen Bedingungen ausgeübt wird (Brehmer & Seifert, 2008). Es lassen sich drei Bedingungen für eine Prekaritätswahrnehmung zusammenfassen. Dazu gehören Veränderungen im Erwerbsumfeld, die als potenzielle Gefahr für die eigene Arbeitssituation angesehen werden. Zweitens werden die Ressourcen, um dieser Gefahr entgegenzuwirken, von den Beschäftigten als zu gering eingeschätzt. Zuletzt wird die Konsequenz eines Erwerbsverlustes als bedeutsam und bedrohlich für die eigenen Grundbedürfnisse angesehen (Hense, 2018)

Die Verarbeitung von Prekarität findet laut Robert Castel in drei analytischen Zonen statt, die fließend ineinander übergehen und unterschiedliche Grade der sozialen Teilhabe kennzeichnen. Dabei gliedert sich die *Zone der Integration* in die gesicherte Integration (Gesicherte), atypische Integration (Selbstmanager), unsichere Integration (Verunsicherte) und gefährdete Integration (Abstiegsbedrohte) (Castel, 2000). Diese Zone charakterisiert sich zunächst durch gesicherte soziale Teilhabe und durch stabile Arbeitsverhältnisse. Bei der atypischen Integration überwiegt hier noch das Streben nach Professionalität und das Interesse an der Arbeit über die unsichere Beschäftigung. Unsicherheitsempfinden kann sich erstmals bei den Abstiegsbedrohten entwickeln, denn Brüche in der Biografie und sozialer Abstieg sind hier wahrscheinlich, da nicht genügend Ressourcen vorhanden sind, um die Abwärtsspirale aufzuhalten. Das Gefühl der

Bedrohung ist bei der gefährdeten Integration besonders bedeutsam, da die Angst vor Statusverlust eine Ursache für Prekarisierungsängste sein kann (Hense, 2018). In dieser Zone haben die Personen am meisten zu verlieren, weshalb das Unsicherheitsempfinden ausgeprägter sein kann als in anderen Zonen (Castel, 2000).

Die *Zone der Prekarität* beinhaltet die prekäre Beschäftigung als Chance (Hoffende), die prekäre Beschäftigung als dauerhaftes Arrangement (Realisten) und die entschärfte Prekarität (Zufriedene). Diese Zone ist das Bindeglied zwischen gesellschaftlicher Integration und Ausgrenzung (Castel, 2000). Ihre Kennzeichen sind prekäre Beschäftigungsverhältnisse und geringe soziale Unterstützung. Zu den Hoffenden zählen z.B. Leiharbeiter, die das Arbeitsverhältnis als Sprungbrett in ein Normalarbeitsverhältnis sehen. Realisten sind hingegen die Beschäftigten, die sich ihrem Schicksal als prekär Beschäftigter fügen. Als Zufriedene werden Beschäftigte bezeichnet, die als Zuverdiener in einer festen Partnerschaft leben und das Beschäftigungsverhältnis freiwillig gewählt haben (Hense, 2018). Als letztes gilt die *Zone der Entkopplung*, welche aus der überwindbaren Ausgrenzung (Veränderungswillige) und der kontrollierten Ausgrenzung (Abgehängte) besteht (Castel, 2000). Diese Zone beinhaltet Erwerbs- und Langzeitarbeitslose. Bei den Veränderungswilligen besteht hier noch eine Chance, die eigene Situation verbessern zu können. Das was die Abstiegsbedrohten befürchten, ist bei den Abgehängten jedoch bereits Realität geworden. Sie stellen sich bereits auf ein Leben jenseits der regulären Erwerbstätigkeit ein. Ohne sicheres Einkommen und ohne festen Arbeitsplatz kann es in dieser Zone zu Verlust des Raum- und Zeitempfindens kommen. Der Ausschluss aus dem Erwerbsleben ist hier bereits vollzogen (Dörre, 2012).

Die Entgrenzung und Flexibilisierung der Arbeit führen heute zu Lebensbedingungen und -formen, die sich immer weiter von dem ehemaligen „normalen" Arbeitsbild entfernen. Ein Normalarbeitsverhältnis ohne Armut mit dem ein mehr oder weniger selbstbestimmtes Leben möglich war, rückt immer weiter in den Hintergrund (Böhler, 2009). Prekarisierung wird heute zunehmend als Leistungssteuerung genutzt. Sie schafft ein Bedrohungsszenario, das im negativen Sinne als Motivation dient. Das Bemühen um Integration von atypisch Beschäftigten wird dabei als Maß für richtige Leistungsorientierung genutzt (z.B. Bereitschaft zum Wochenenddienst). Festangestellte beschleicht zunehmend das Gefühl der Ersetzbarkeit. Es entsteht ein Gefühl aus Unsicherheit und permanenter Bewährung unter allen Beschäftigen, das einen permanenten Leistungsdruck auslöst (Badura et al., 2012). Nachfolgend werden daher nun die Risiken prekärer Beschäftigungsverhältnisse zusammengefasst.

4.1. Risiken prekärer Beschäftigungsverhältnisse

Das Hauptrisiko ist, wie bei der Erklärung der Prekarität im vorherigen Kapitel bereits erwähnt, das niedrige Einkommen in prekären Beschäftigungsverhältnissen. Das heißt das Einkommen liegt nicht selten so niedrig, dass die Personen von Armut betroffen sind. Besonders Teilzeitbeschäftigte und geringfügig Beschäftigte sind gefährdet (Thomsen, Haaren-Giebel, John, Thiel, 2015). Befristete, niedrig entlohnte Beschäftigung sorgt dafür, dass die Ausarbeitung eines längerfristigen Lebensplans nur sehr schwer möglich ist. Bemühungen sind meist wenig erfolgreich, wodurch der soziale Abstand zur Normalität Wut, Scham, Verunsicherung und Resignation auslöst. Materielle Mängel sind aber nicht das einzige Defizit prekärer Beschäftigungen. Häufig sind es Anerkennungsdefizite und Arbeitsplatzunsicherheiten die stark belasten sowie die Schwächung der Zugehörigkeit zu den sozialen Netzen, da die sozialen Netze dringend benötigt würden, um den Alltag zu bewältigen. Leiharbeiter und befristete Beschäftigte sehen sich häufig gezwungen, die Anerkennung ihres wechselnden Umfelds ständig neu zu erwerben, was viel Energie kostet. Umso schwieriger ist es für sie, soziale Netze außerhalb der Arbeit zu stabilisieren (Dörre, 2012). Nicht selten kommt es zu einem Annehmen der Prekarität, also einer sozialen Lage in der prekäre Beschäftigungsverhältnisse und Arbeitslosigkeit wechseln (Castel, 2000). Immer häufiger entstehen Nervosität, Ängste und Schuldgefühle während positive Stimmungen abnehmen. Das Selbstwertgefühl von Frauen wird durch die subjektive Wahrnehmung der Beschäftigungsprekarität reduziert, bei Männern durch die Einkommensprekarität (Hense, 2018). Eine weiteres Risiko kann ein Platzmangel in der Sozialstruktur sein, das heißt ein Überschuss von atypisch Beschäftigten, die sich in einer Art gesellschaftlichem „Niemandsland" herumtreiben und in die Gesellschaft nicht mehr integrierbar sind (Brinkmann, 2006). Moderne Erkrankungen wie Arbeitswut, Burnout, Entspannungsunfähigkeit und Verlust des Privatlebens sind daher keine Seltenheit mehr (Böhler, 2009). Im nachfolgenden Kapitel werden nun die gesundheitlichen Folgen prekärer Beschäftigung näher erläutert.

4.2. Auswirkungen prekärer Beschäftigung auf die Gesundheit

Prekäre Beschäftigungsverhältnisse stehen nicht selten für finanzielle Unsicherheit, eine erhöhte Angst vor einem Arbeitsplatzverlust und schlechte psychosoziale Arbeitsbedingungen. Daher sind diese Beschäftigten besonders hohen Gesundheitsrisiken ausgesetzt (Bamberg, 2011). Zudem bestehen bei atypisch Beschäftigten häufig Defizite hinsichtlich des Arbeits- und Gesundheitsschutzes. Sie werden teilweise von Arbeitsschutzroutinen ausgeschlossen und seltener bei Gefährdungsbeurteilungen oder Gesundheitsförderungsmaßnahmen berücksichtigt (Becker & Engel, 2015). Insgesamt gilt, je unsicherer die Arbeitssituation empfunden wird, desto wahrscheinlicher ist sie mit gesundheitlichen Einschränkungen assoziiert (Böhnke, Renneberg, Cifuentes, 2016). In der Ottawa Charta der Weltgesundheits-organisation 1986 heißt es „ Menschen können ihr Gesundheitspotential nur dann weitestgehend entfalten, wenn sie auf die Faktoren, die ihre Gesundheit beeinflussen, auch Einfluß nehmen können" (Weltgesundheitsorganisation, 1986, S. 2). Diese Einflussnahme auf gesundheitsrelevante Faktoren, wie das Arbeitsverhältnis, ist jedoch insbesondere bei prekären Beschäftigungen nur selten gegeben (Mümken & Kieselbach, 2009). Bewiesen ist bereits, dass berufliche, krankmachende Belastungen ungleich verteilt sind, da schlechter gestellte Beschäftigte häufiger betroffen und ihre Chancen diese Belastungen erfolgreich zu bewältigen minimiert sind (Siegrist, 2015). Ein geringer sozioökonomischer Status, wie er bei atypisch Beschäftigten häufig gegeben ist, wirkt sich zudem negativ auf das Stressempfinden und die gesundheitlichen Beeinträchtigungen aus. Wie in Abbildung 1 zu erkennen, schätzen Beschäftigte mit niedrigem Sozialstatus laut einer GEDA Befragung ihren allgemeinen Gesundheitszustand deutlich schlechter ein, als solche mit hohem Sozialstatus.

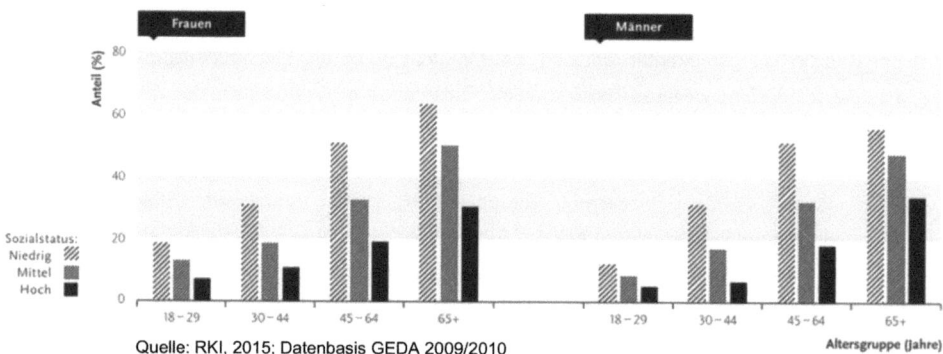

Quelle: RKI, 2015; Datenbasis GEDA 2009/2010

Abbildung 1: Selbsteinschätzung des allgemeinen Gesundheitszustandes (mittelmäßig bis sehr schlecht) nach sozioökonomischem Status, Alter und Geschlecht

In der Gruppe der 45 bis 64-Jährigen schätzen 50 % der Frauen ihren Gesundheitszustand als schlecht ein, bei denen mit hohem Sozialstatus nur ca. 19 %. Bei den Männern sind es auch ca. 50 % mit niedrigem Sozialstatus und 18 % mit hohem

Sozialstatus. Mit zunehmendem Alter steigt auch das Gefühl, sich gesundheitlich stärker eingeschränkt zu fühlen. Bei den Frauen über 65 Jahren schätzen über 60 % der Beschäftigten mit niedrigem Sozialstatus ihre Gesundheit als mittelmäßig bis sehr schlecht ein, bei den Männern der gleichen Alterskategorie ca. 55 %. Bei Gleichaltrigen mit hohem Sozialstatus sind es hingegen nur ca. 30 % der Frauen und ca. 35 % der Männer. Es wird deutlich, dass Gesundheitschancen und Krankheitsrisiken sozial ungleich verteilt sind. Das Risiko krank zu werden oder verfrüht zu sterben, ist bei sozial benachteiligten Personen deutlich erhöht (Robert Koch-Institut, 2015).

Für eine Vielzahl von Erkrankungen gilt je niedriger der sozioökonomische Status, desto höher ist das Erkrankungsrisiko. Dazu zählen u.a. Herzinfarkte, Schlaganfälle, bestimmte Krebsarten wie Lungen- und Magenkrebs, Stoffwechselstörungen, sowie Muskel- und Skeletterkrankungen (Geyer, 2008). Nicht nur die körperlichen, sondern auch die psychischen Erkrankungen sind bei niedrigem Sozialstatus erhöht. Laut der DEGS1 Studie weisen Frauen und Männer mit niedrigem Sozialstatus ein 43,3 bzw. 32, 3 prozentiges Risiko auf psychische Erkrankungen zu entwickeln, bei den Personen mit hohem Sozialstatus sind es nur 27,4 % der Frauen und 17,7 % der Männer (Jacobi, Höfler, Strehle, Mack, Gerschler, Scholl et al., 2014). In Bezug auf das Gratifikationskrisenmodell ist es vor allem das Gefühl sich zu verausgaben ohne dafür eine Belohnung zu erhalten, was zu einer depressiven Symptomatik führen kann (Siegrist, 2013). Depressionen haben eine besondere Bedeutung, da sie häufig mit anderen psychischen Störungen, körperlichen Erkrankungen und chronischem Stress auftreten (Robert Koch-Institut, 2015). Laut DEGS1 2008-2011 gaben 20,2 % der Frauen mit niedrigem Sozialstatus an unter chronischem Stress zu leiden, im Vergleich waren es nur 11,3 % der Frauen mit hohen Sozialstatus. Bei den Männern waren es 14,6 % zu 4,4 %. Das Stressempfinden ist damit ungefähr viermal so hoch wie bei Männern mit hohem Sozialstatus (Hapke, Maske, Scheidt-Nave, Bode, Schlack, Busch, 2013). Aufgeteilt nach den einzelnen Beschäftigungsformen gelten bei Zeit- und Leiharbeitern ein schlechter allgemeiner Gesundheitszustand, Burnout, Depression und Muskel-Skelett-Erkrankungen als potenzielle Gesundheitsfolgen, bei Teilzeitbeschäftigten sind es hauptsächlich Depressionen (Hünefeld, 2016). Die GEDA Studie 2010 fand in einer Befragung heraus, dass prekär beschäftigte Frauen 35 % mehr Tage mit körperlichen Beschwerden erfahren als sicher beschäftigte Frauen. Bei den Männern sogar 49 % der prekär Beschäftigten im Verhältnis zu den sicher Beschäftigten (Kroll & Lampert, 2012). Die meisten Krankentage weisen laut Fehlzeitenreport 2018 Berufsgruppen aus dem gewerblichen Bereich wie Arbeiter in der Ver- und Entsorgung mit durchschnittlich 31,9

Krankentagen im Jahr auf. Die Arbeitsbelastungen sind in diesen Berufsgruppen besonders hoch. Berufstätige in der Altenpflege weisen 27,2 Krankentage pro Jahr auf und sind besonders psychischen Arbeitsbelastungen ausgesetzt (Badura et al., 2018).

Das Gesundheit ein ungleich verteiltes Gut ist, ist bereits bewiesen. Gesundheitliche Risiken stehen in deutlichem Zusammenhang mit sozioökonomischen Merkmalen, sie steigen daher je niedriger das Einkommen oder je geringer die Qualifikation und je schlechter eine Person ihre Arbeitsmarkteinbindung beurteilt (Böhnke et al., 2016). Übersteigen die Belastungen am Arbeitsplatz die individuelle Leistungsfähigkeit sind Fehlzeiten, Berufskrankheiten, Arbeitsunfähigkeit und vorzeitiger Renteneintritt keine Seltenheit mehr. Arbeitsbelastungen führen daher zu hohen betrieblichen und gesellschaftlichen Folgekosten und bilden somit einen wichtigen Ansatzpunkt für Präventionsmaßnahmen und Gesundheitsförderung (Mümken & Kieselbach, 2009). Die Problematik prekärer Beschäftigung birgt allerdings auch langfristige Folgen, denn sie reicht über die Phase der Erwerbstätigkeit hinaus und betrifft die sozialen Sicherungssysteme wie die Rentenversicherung. Vor allem die geringen Beiträge bei Minijobbern während der Erwerbstätigkeit sowie das größere Beschäftigungsrisiko führen dazu, dass ergänzende Sozialleistungen wie die Grundsicherung im Alter notwendig werden. Durch die Ausweitung prekärer Beschäftigungsverhältnisse erhöht sich somit das Risiko für Altersarmut drastisch. Ein niedriger sozioökonomischer Status erhöht wiederum, wie zuvor erwähnt, das Risiko für gesundheitliche Belastungen. Es entsteht ein Kreislauf aus unterschiedlichen Belastungen, den es frühzeitig zu durchbrechen gilt (Seifert & Keller, 2011).

5. Fazit und Handlungsempfehlung

Veränderungen am Arbeitsmarkt führen dazu, dass atypische Beschäftigungen heute mehr und mehr zu einem Regelfall werden. Viele atypische Beschäftigungsverhältnisse gelten heute als prekär. Niedrige Löhne und schlechte Arbeitsbedingungen, chronischer Stress und mangelnde Planbarkeit belasten prekär Beschäftigte mehr denn je. Ohne passende Gegensteuerung werden immer mehr prekär Beschäftigte von gesundheitlichen Folgen wie Depressionen, Burn Out oder körperlichen Erkrankungen durch die starken Belastungen betroffen sein. Der sozioökonomische Status ist bei atypisch Beschäftigten häufig niedrig, was bewiesenermaßen die Gesundheit stark beeinträchtigt. Es sind viele Probleme, die bei prekär Beschäftigten aufeinander treffen und diese lassen sich durchaus in eine positive Richtung lenken. Angemessene Anerkennung für erbrachte Leistungen zu gewähren, ist nicht nur fair, sondern, wie bereits Siegrist erkannte, eine lohnende Investition in die Gesundheit und Arbeitsfähigkeit der Beschäftigten. Werden Anerkennungskrisen im Beruf durch organisatorische Maßnahmen minimiert, kann eine Senkung von Fehlzeiten, depressiven Störungen und stressassoziierten Erkrankungen erreicht werden (Siegrist, 2015). Die Anerkennung der Arbeit wirkt sich vor allem dadurch gesundheitsfördernd aus, dass sie positive Emotionen hervorruft und Antistresshormone freisetzt. Wertschätzung stellt somit eine wichtige Voraussetzung des Respekts und des Vertrauens dar. Die Entwicklung von Gratifikation lässt sich auch durch einfache Dinge wie Mitsprachemöglichkeiten bei Arbeitszeiten und Urlaubswünschen erreichen.

Faire Löhne und Gehälter stehen im Mittelpunkt jeder Gratifikation, denn vor allem diese führen häufig zu Konflikten. Vergleiche mit anderen Betriebsangehörigen, die gleiche Qualifikationen aufweisen und monetär anders wertgeschätzt werden, führen häufig zu Kränkungen und Frust. Dieses Problem des Gefälles zwischen atypisch Beschäftigten und sicher Beschäftigten sollte dringend überdacht werden. Maßnahmen zur gesundheitsfördernden Gestaltung der Arbeitsbedingungen und die angemessene Gratifikation der Arbeit in den Bereichen monetäre Entlohnung, nicht materielle Würdigung und berufliche Weiterbildung sollte auch für atypisch Beschäftigte gelten (Siegrist, 2015). Eine gute gesundheitsfördernde Arbeit zeichnet sich demnach durch geringe physische Belastungen, Schutz des beruflichen Status, Mitbestimmung, wertvolle Arbeitsaufgaben, Vermeiden sozialer Ausgrenzung, Chance auf Weiterbildung, faire Bezahlung und gute Vereinbarkeit von Familie und Beruf aus (The Marmot review, 2010). Vor allem das Prinzip „gleicher Lohn für gleiche Arbeit" sollte bei Normal- und atypisch Beschäftigten in der heutigen Zeit Standard sein (Seifert & Keller, 2011). Zusätzlich sollte versucht werden, die Gesundheitslast der Mitarbeiter gering zu halten indem z.B. Mitarbeiterbefragungen durchgeführt, Begehungen durch Experten durchgesetzt oder Gesundheitszirkel eingerichtet werden. Dadurch lassen sich besonders belastete Beschäftigtengruppen oder Arbeitsplätze identifizieren (Windemuth, Petermann, Jung, 2014). Da atypische Beschäftigungsverhältnisse in Deutschland stetig zunehmen, ist es die Pflicht der Arbeitgeber auf diese Entwicklung zu reagieren, um gesundheitliche Folgen für die Mitarbeiter gering zu halten und den Übergang von atypisch zu prekär zu verhindern.

Literaturverzeichnis

Badura, B., Ducki, A., Schröder, H., Klose, J., & Meyer, M. (2012). *Fehlzeiten-Report 2012.* Berlin, Heidelberg: Springer Berlin Heidelberg. https://doi.org/10.1007/978-3-642-29201-9

Badura, B., Ducki, A., Schröder, H., Klose, J., & Meyer, M. (2018). *Fehlzeiten-Report 2018.* Berlin, Heidelberg: Springer Berlin Heidelberg. https://doi.org/10.1007/978-3-662-57388-4

Bamberg, E. (2011). *Gesundheitsförderung und Gesundheitsmanagement in der Arbeitswelt: Ein Handbuch. Innovatives Management.* Göttingen: Hogrefe.

Becker, K., & Engel, T. (2015). Reduziertes Schutzniveau jenseits der Normalarbeit. *WSI Mitteilungen.* (3), 178–185.

Böhler, T. (2009). *Menschenwürdiges Arbeiten: Eine Herausforderung für Gesellschaft, Politik und Wissenschaft* (1. Aufl.). Wiesbaden: VS, Verl. für Sozialwiss.

Böhnke, P., Renneberg, A.-C., & Cifuentes, I. (2016). Atypische Beschäftigung und Gesundheit in Europa. *WSI Mitteilungen.* (2), 113–120.

Böhnke, P., Zeh, J., & Link, S. (2015). Atypische Beschäftigung im Erwerbsverlauf: Verlaufstypen als Ausdruck sozialer Spaltung? *Zeitschrift für Soziologie, 44*(4), 234–252.

Brehmer, W., & Seifert, H. (2008). Sind atypische Beschäftigungsverhältnisse prekär? Eine empirische Analyse sozialer Risiken. *Zeitschrift für Arbeitsmarkt Forschung.* (4), 501–531.

Brinkmann, U. (2006). *Prekäre Arbeit: Ursachen, Ausmass, soziale Folgen und subjektive Verarbeitungsformen unsicherer Beschäftigungsverhältnisse. Gesprächskreis Migration und Integration.* Bonn: Wirtschafts- und Sozialpolitisches Forschungs- und Beratungszentrum, Abt. Arbeit und Sozialpolitik.

Bundeszentrale für politische Bildung (2013). Atypische Beschäftigung. Retrieved from http://www.bpb.de/nachschlagen/zahlen-und-fakten/soziale-situation-in-deutschland/61708/atypische-beschaeftigung

Castel, R. (2000). *Die Metamorphosen der sozialen Fragen: Eine Chronik der Lohnarbeit.* Konstanz: Universitätsverlag.

Dörre, K. (2012). Prekäre Arbeit und gesellschaftliche Integration – Empirische Befunde und integrationstheoretische Schlussfolgerungen. In W. Heitmeyer & P. Imbusch (Eds.), *Desintegrationsdynamiken* (Vol. 3, pp. 29–55). Wiesbaden: VS Verlag für Sozialwissenschaften. https://doi.org/10.1007/978-3-531-93145-6_2

Eichhorst, W., Marx, P., & Thode, E. (2010). Atypische Beschäftigung und Niedriglohnarbeit: Benchmarking Deutschland: Befristete und geringfügige Tätigkeiten, Zeitarbeit und Niedriglohnbeschäftigung.

Gallie, D. (2013). *Economic Crisis, Quality of Work, and Social Integration*: Oxford University Press. https://doi.org/10.1093/acprof:oso/9780199664719.001.0001

Gefken, A., Stockem, F., & Böhnke, P. (2015). Subjektive Umgangsformen mit prekärer Erwerbsarbeit – Zwischen Orientierung an und Ablösung von der Normalarbeitsgesellschaft. *Berliner Journal für Soziologie, 25*(1-2), 111–131. https://doi.org/10.1007/s11609-015-0276-9

Geyer, S. (2008). Social inequalities in the incidence and case fatality of cancers of the lung, the stomach, the bowels, and the breast. *Cancer Causes & Control : CCC, 19*(9), 965–974. https://doi.org/10.1007/s10552-008-9162-5

Hans Böckler Stiftung (2016). Regionale Datenbank "Atypische Beschäftigung".

Hapke, U., Maske, U. E. [U. E.], Scheidt-Nave, C., Bode, L., Schlack, R., & Busch, M. A. (2013). Chronischer Stress bei Erwachsenen in Deutschland : Ergebnisse der Studie zur Gesundheit Erwachsener in Deutschland (DEGS1) [Chronic stress among adults in Germany: results of the German Health Interview and Examination Survey for Adults (DEGS1)]. *Bundesgesundheitsblatt, Gesundheitsforschung, Gesundheitsschutz, 56*(5-6), 749–754. https://doi.org/10.1007/s00103-013-1690-9

Hense, A. (Ed.). (2018). *Wahrnehmung der eigenen Prekarität.* Wiesbaden: Springer Fachmedien Wiesbaden. https://doi.org/10.1007/978-3-658-15991-7

Honneth, A. (2011). Verwilderungen des sozialen Konflikts: MPIfG Working Paper 11/4.

Hünefeld, L. (2016). *Psychische Gesundheit in der Arbeitswelt.* Dortmund. https://doi.org/10.21934/baua:bericht20160713/2e

Jacobi, F., Höfler, M., Strehle, J., Mack, S., Gerschler, A., Scholl, L., Wittchen, H.-U. (2014). Psychische Störungen in der Allgemeinbevölkerung : Studie zur Gesundheit Erwachsener in Deutschland und ihr Zusatzmodul Psychische Gesundheit (DEGS1-MH) [Mental disorders in the general population : Study on the health of adults in Germany and the additional module mental health (DEGS1-MH)]. *Der Nervenarzt, 85*(1), 77–87. https://doi.org/10.1007/s00115-013-3961-y

Keller, B. (2018). Regulierung atypischer Beschäftigungsverhältnisse. In D. Baron & P. B. Hill (Eds.), *Atypische Beschäftigung und ihre sozialen Konsequenzen* (pp. 215–245). Wiesbaden: Springer Fachmedien Wiesbaden. https://doi.org/10.1007/978-3-658-18736-1_9

Keller, B., & Seifert, H. (2008). Atypische Beschäftigungsverhältnisse: Flexibilität, soziale Sicherheit und Prekarität. In K.-S. Rehberg (Ed.), *Die Natur der Gesellschaft: Verhandlungen des 33. Kongresses der Deutschen Gesellschaft für Soziologie in Kassel 2006.*

Keller, B., & Seifert, H. (2013). *Atypische Beschäftigung zwischen Prekarität und Normalität: Entwicklung, Strukturen und Bestimmungsgründe im Überblick* (1., Aufl.). *Forschung aus der Hans-Böckler-Stiftung: Vol. 158.* Berlin: edition sigma.

Klenner, C. (2011). Prekarisierung der Arbeit - Prekarisierung im Lebenszusammenhang. *WSI-Mitteilungen, 64*(8), 378. https://doi.org/10.5771/0342-300X-2011-8-378

Kroll, L. E., & Lampert, T. (2012). Arbeitslosigkeit, prekäre Beschäftigung und Gesundheit. *GBE kompakt, 3*(1).

Kroll, L. E., Müters, S., & Dragano, N. (2011). *Arbeitsbelastungen und Gesundheit* (GBE kompakt No. 5).

The Marmot review. (2010). *Fair society, healthy lives: strategic review of health inequalities in England post.* [London]

Mümken, S., & Kieselbach, T. (2009). Prekäre Arbeit und Gesundheit in unsicheren Zeiten. *Arbeit, 18*(4), 313–326.

Robert Koch-Institut (2015). *Gesundheit in Deutschland. Gesundheitsberichterstattung des Bundes.* https://doi.org/10.17886/rkipubl-2015-003

Schubert, F.-C. (2015). Auswirkungen moderner Arbeitsbedingungen auf die psychische Gesundheit - Zusammenhänge und präventive Maßnahmen. *Resonanzen. E-Journal für biopsychosoziale Dialoge in der Psychotherapie, Supervision und Beratung, 3*(01), 34–51.

Seifert, H., & Keller, B. (2011). Atypische Beschäftigungsverhältnisse. Stand und Lücken der aktuellen Diskussion. *WSI-Mitteilungen, 64*(3), 138–145. https://doi.org/10.5771/0342-300X-2011-3-138

Siegrist, J. (1984). Threat to social status and cardiovascular risk. *Psychotherapy and Psychosomatics, 42*(1-4), 90–96. https://doi.org/10.1159/000287828

Siegrist, J. (Ed.) (2008). *Gesundheitswissenschaften. Soziale Ungleichheit und Gesundheit: Erklärungsansätze und gesundheitspolitische Folgerungen* (1. Aufl.). Bern: Huber.

Siegrist, J. (2011). Berufliche Gratifikationskrisen und depressive Störungen. *Psychotherapeut, 56*(1), 21–25. https://doi.org/10.1007/s00278-010-0793-0

Siegrist, J. (2013). Berufliche Gratifikationskrisen und depressive Störungen : Aktuelle Forschungsevidenz [Effort-reward imbalance at work and depression: current research evidence]. *Der Nervenarzt, 84*(1), 33–37. https://doi.org/10.1007/s00115-012-3667-6

Siegrist, J. (2015). *Arbeitswelt und stressbedingte Erkrankungen*: Urban & Fischer.

Siegrist, J., & Dragano, N. (2008). Psychosoziale Belastungen und Erkrankungsrisiken im Erwerbsleben : Befunde aus internationalen Studien zum Anforderungs-Kontroll-Modell und zum Modell beruflicher Gratifikationskrisen [Psychosocial stress and disease risks in occupational life. Results of international studies on the demand-control and the effort-reward imbalance models]. *Bundesgesundheitsblatt, Gesundheitsforschung, Gesundheitsschutz, 51*(3), 305–312. https://doi.org/10.1007/s00103-008-0461-5

Statistisches Bundesamt (2017). Kernerwerbstätige in unterschiedlichen Erwerbsformen - Atypische Beschäftigung. Online verfügbar unter: https://www.destatis.de/DE/Themen/Arbeit/Arbeitsmarkt/Erwerbstaetigkeit/Tabellen/atyp-kernerwerb-erwerbsform-zr.html zuletzt geprüft am 29.08.2019

Statistisches Bundesamt (2018a). Arbeitsmarkt. *Statistisches Jahrbuch*, 352–384.

Statistisches Bundesamt (2018b). Erwerbstätigkeit. Online verfügbar unter:
https://www.destatis.de/DE/Themen/Arbeit/Arbeitsmarkt/Erwerbstaetigkeit/_inhalt.ht
ml#sprg230598 zuletzt geprüft am 29.08.2019

Thomsen, S., Haaren-Giebel, F. von, John, K., & Thiel, H. (2015). Risiken
verschiedener atypischer Beschäftigungsformen für die berufliche Entwicklung und
das Er- werbseinkommen im Lebenslauf.

Weltgesundheitsorganisation (1986). Ottawa Charta zur Gesundheitsförderung.

Windemuth, D., Petermann, O., & Jung, D. (Eds.). (2014). *Praxishandbuch psychische
Belastungen im Beruf* (2., erw. Aufl., Stand: November 2013). Wiesbaden:
Universum-Verl.

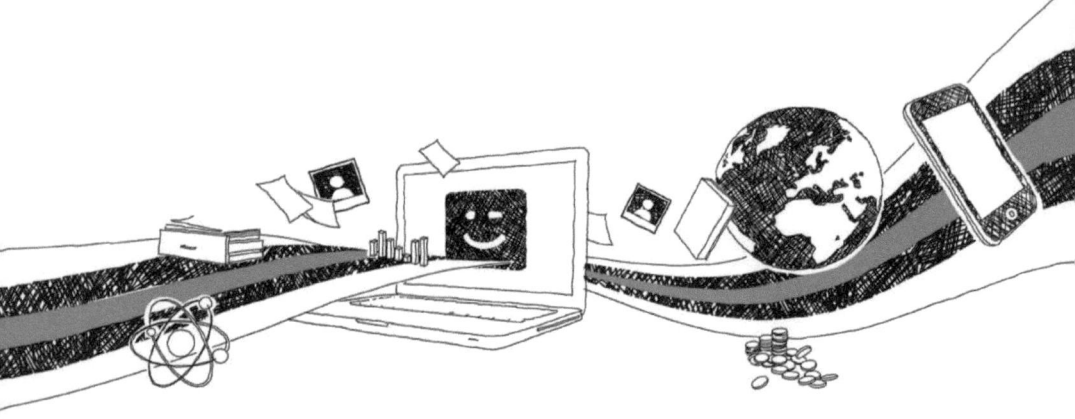
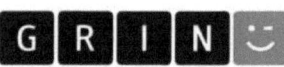